AF403754

SUR UN

NOUVEAU TRAITEMENT ABORTIF

DE LA SYPHILIS

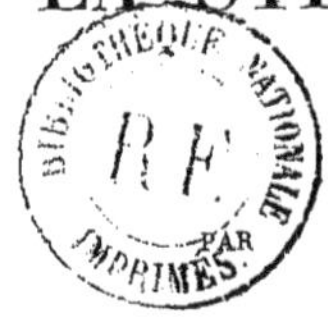

H. HALLOPEAU

Membre de l'Académie de Médecine,
Professeur agrégé à la Faculté de Médecine de Paris,
Médecin honoraire de l'Hôpital Saint-Louis,
Médecin consultant des Etablissements de la Légion d'honneur,
et de la Maison municipale de Nanterre.

Extrait

du Livre Jubilaire du Prof^r J. Teissier

LYON

A. REY, IMPRIMEUR–ÉDITEUR DE L'UNIVERSITÉ

4, RUE GENTIL, 4

1910

SUR

UN NOUVEAU TRAITEMENT ABORTIF

DE LA SYPHILIS

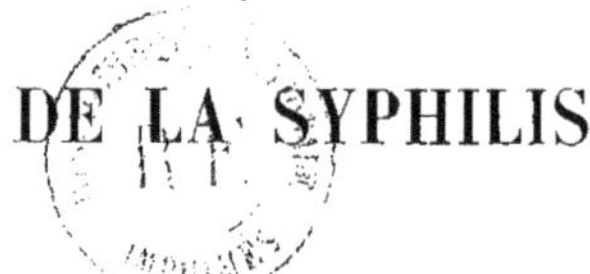

PAR

H. HALLOPEAU

Membre de l'Académie de Médecine,
Professeur agrégé à la Faculté de Médecine de Paris,
Médecin honoraire de l'Hôpital Saint-Louis,
Médecin consultant des établissements de la Légion d'honneur.
et de la Maison municipale de Nanterre.

Extrait du *Livre Jubilaire* du Professeur J. Teissier

LYON

A. REY & Cⁱᵉ, IMPRIMEURS-ÉDITEURS DE L'UNIVERSITÉ
4, RUE GENTIL, 4

1910

SUR UN NOUVEAU TRAITEMENT ABORTIF

DE LA SYPHILIS

Dans une communication récente à la session lilloise du Congrès de l'Association pour l'Avancement des sciences, nous nous sommes efforcé d'établir la possibilité d'enrayer définitivement, par la mise en œuvre d'une thérapie intensive à la fois locale et générale, l'évolution de la syphilis dans les vingt jours qui suivent l'apparition du chancre, ou, tout au moins, d'en retarder beaucoup et d'en réduire au minimum les manifestations secondaires. Nous venons aujourd'hui, huit mois après, donner la suite des trois observations que nous avons citées à l'appui de notre thèse, en mentionner trois autres, en indiquer la signification et jeter un coup d'œil d'ensemble sur les résultats de cette nouvelle médication.

Nous rappellerons que, dans ces derniers temps, divers facteurs sont venus modifier profondément le traitement initial de la syphilis : les principaux sont, l'*emploi systématique*, sous l'influence de Scarenzio, de Jullien, de Fournier, de Finger, de Gaucher, d'Emery, de Fouquet, de Duhot, de Carle, de Leredde, de Lenglet, *d'un traitement aussi énergique et précoce que possible dès l'établissement du diagnostic, le succès des expériences abortives de Metchnikoff et de Maisonneuve, l'introduction de nouveaux agents dans l'arsenal thérapeutique, la faculté, grâce à l'ultra-microscope, de faire le diagnostic dès le début du chancre*, et enfin, comme nous avons essayé de l'établir, la *possibilité d'agir localement avec une grande puissance sur cet accident et les tréponèmes suractifs qui en émanent pour s'implanter et se modifier dans les ganglions satellites.*

En pratiquant, dès le début du chancre, un traitement général aussi

actif qu'il est prudent de le faire, l'on parvient à atténuer, dans des proportions considérables, l'intensité de la maladie ; les accidents secondaires peuvent être des plus légers : une roséole passagère, quelques
plaques muqueuses et c'est tout ; la fréquence du tertiarisme est beaucoup diminuée ; Jullien, Carle ont même observé des cas dans lesquels
toute manifestation secondaire a fait défaut ; Fouquet en a obtenu
récemment un bel exemple ; mais presque tous ceux qui pratiquent ce
traitement précoce considèrent ces faits comme étant loin d'être la
règle. M. Duhot affirme cependant que, d'après sa statistique, les accidents secondaires font complètement défaut dans 95 pour 100 des cas
traités dans sa clinique, et M. Leredde assure qu'il arrive à une propor-
tion voisine ; ils emploient tous deux un traitement intensif ; c'est ainsi
que M. Duhot a pour moyens d'action les injections d'huile grise aux
doses surélevées de XII à XIV gouttes par semaine ; or, l'on sait que
ces injections ont, dès à présent, à leur passif, une trentaine de cas
publiés de mort ; nous en connaissons d'inédits ; nous laisserons donc
de côté cette méthode en raison des dangers qu'elle présente. Ses résultats sont néanmoins à retenir, en ce sens qu'ils établissent la possibilité
de faire avorter la maladie par un traitement très actif.

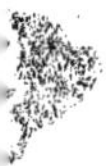

Les auteurs que nous venons de citer ont eu recours surtout
à la médication générale par les injections intra-fessières et, s'ils ont mis
concurremment en œuvre un traitement local, c'est d'une manière tout
à fait secondaire et à titre de simple adjuvant : c'est qu'en effet, *ils considèrent, tout au moins pour la plupart, la maladie comme généralisée dès
l'apparition de son accident primitif :* « *avec le chancre, la syphilis est
dans le sang..... le véritable traitement du chancre, c'est le traitement
général* », dit Emery. Nous ne pouvons partager cette manière de voir :
l'observation clinique et les résultats de notre thérapeutique locale
établissent, bien au contraire, nettement que *le rôle principal dans l'évolution initiale de la syphilis appartient au chancre et au système lym-
phatique de la région où il se développe.* Les arguments invoqués en
faveur d'une généralisation immédiate ne portent pas : le principal est
l'impossibilité où l'on se trouve d'inoculer de nouveaux chancres après
l'apparition du premier ; les études de Queyrat et de Sabarréanu ont
montré que cette proposition ne devient vraie qu'à partir du deuxième
ou douzième jour après le début du chancre ; il y a donc là tout au moins
une période pendant laquelle la maladie reste limitée au chancre ; mais
le trouble général qui rend ultérieurement l'organisme réfractaire à de
nouvelles inoculations ne prouve nullement que les tréponèmes se
soient répandus dans toute son étendue ; on peut affirmer en effet que

cette immunité provient exclusivement de substances solubles sécrétées par le chancre ; nous en avons la preuve dans ce fait que les tréponèmes ne se trouvent à cette période qu'en très petit nombre dans le sang, quand ils n'y font pas complètement défaut ; nous avons vu, d'autre part, qu'*un traitement local intensif modifie considérablement l'évolution initiale de la maladie, qu'elle supprime la roséole* et qu'elle limite les manifestations secondaires quand, par exception, elles se produisent, à un nombre extrêmement restreint.

C'est seulement au niveau du chancre, de ses lymphatiques et de ses ganglions directs, nous l'avons démontré, que les premières générations de tréponèmes présentent une suractivité[1] : il y a donc lieu de les y attaquer directement, dans le but de les détruire et d'avoir chance d'exercer ainsi une action puissante sur l'évolution ultérieure de la maladie. Il faut concurremment agir sur les quelques tréponèmes qui passent directement dans la circulation générale par les capillaires. C'est surtout la continuation des résultats donnés par cette thérapeutique complexe que nous nous attacherons à exposer dans ce travail.

Traitement local du chancre et de ses ganglions. Nous en rappellerons d'abord les principes fondamentaux : nous venons de dire que les caractères de ces altérations impliquent *une suractivité des premières générations localisées du tréponème ;* nous en avons donné pour témoignages *le volume de l'accident primitif, son ulcération, l'intensité des manifestations secondaires qui se produisent de proche en proche à son pourtour dans un rayon de 12 à 15 centimètres, l'abondance, l'acuité et la confluence des éléments éruptifs que nous avons vus succéder à l'ouverture d'une adénopathie mixte* de voisinage[2]. La pénétration des tréponèmes dans les tissus qui environnent le chancre est des plus précoces ; ce fait est établi par les insuccès presque constants de son excision.

Il faut donc recourir à des médicaments dont l'action ne reste pas limitée à l'accident primitif et va s'exercer sur les tréponèmes émigrés dans les localisations initiales dont il vient d'être question ; ce sont les mêmes que l'on introduit dans la circulation générale par les injections intra-fessières, mais il va de soi que, *injectés localement, ils se mettent en contact, avec les parasites de la région où ils séjournent un certain temps, en proportions beaucoup plus considérables que s'ils n'y parviennent que par l'intermédiaire de la circulation générale; il suffit, pour s'en rendre compte, de comparer les différences de poids et d'éten-*

---

[1] H. HALLOPEAU, *Annales de dermatologie et de syphiligraphie, passim.*
[2] H. HALLOPEAU et GASTOU, Congrès de New-York, 1907.

due que présentent, d'une part la sphère génitale, d'autre part l'ensem-
ble de l'organisme. La même quantité du médicament agit donc beau-
coup plus énergiquement sur les tréponèmes si on l'introduit directe-
ment dans la région chancreuse que si on l'y fait parvenir par une
injection intra-fessière.

Les résultats obtenus viennent confirmer ces données. La médication locale s'adresse, en même temps qu'au chancre lui-même, aux
tissus circonvoisins, aux lymphatiques de la région et aux ganglions
directs ; son action peut s'étendre au canal thoracique ; elle perd son
intensité dès que la lymphe déversée dans la veine cave supérieure passe
dans la circulation générale.

Le *traitement local doit être mis en œuvre dès que le diagnostic a*
été posé, et l'on sait qu'il peut aujourd'hui l'être pour ainsi dire instan-
tanément à l'aide de l'ultra-microscope : il serait bien utile que les
médecins éloignés des laboratoires se missent à même de pratiquer eux-
mêmes cette recherche.

Les médicaments employés localement doivent être introduits
primitivement, et à doses répétées aussi souvent que possible, dans le
chancre lui-même ou dans son voisinage immédiat, puis, dans les tissus
qui l'unissent aux ganglions directs; les injections doivent être renou-
velées quotidiennement.

Deux ordres de médicaments se présentent à l'esprit comme pouvant,
à cet effet, être mis en usage : ce sont les mercuriaux et les arsenicaux
unis à des dérivés de l'aniline.. Nous éliminons les mercuriaux. Nous
avons, en effet, expérimenté à cet égard ceux qui sont le mieux tolérés en
injection fessière, le bibromure de mercure et, chez un confrère de bonne
volonté, l'amalgame d'argent que M. Deguy vient d'introduire dans la
thérapeutique sous le nom d'*arquéritol ;* or, chacun d'eux, injecté sous
le fourreau de la verge, a produit une induration cylindroïde, épaisse de
plus d'1 centimètre et longue de 4 à 6 centimètres, dans la direction de
l'injection ; elle s'est prolongée pendant plus de trois mois : cette
médication pénible ne peut entrer dans la pratique courante[1].

L'*atoxyl cristallisé*, au contraire, est remarquablement bien toléré
localement ; la question est de savoir si l'on peut l'employer sans danger
de graves troubles visuels : on pourrait le supposer vue l'exiguïté de la
dose (10 centigrammes) à laquelle nous avons réduit son injection quotidienne ; cependant, nous ne pouvons être en sécurité à cet égard ; nous

---

[1] H. HALLOPEAU et L. BRODIER, Sur le choix des médicaments spécifiques dans le
nouveau traitement abortif de la syphilis, *Société de thérapeutique*, 24 novembre 1909).

avons, en effet, cité, d'après Coppex, dans notre communication au Congrès de Lille, un cas d'amaurose qui est survenue après dix injections de o,o5 centigrammes d'atoxyl ; il est vrai qu'il s'agissait d'un homme de cinquante ans qui avait eu auparavant des troubles oculaires ; ce n'est d'ailleurs qu'après la cinquième injection que les troubles visuels ont commencé à se manifester, d'abord avec peu d'intensité. Ce fait suffit néanmoins à établir que les doses les plus faibles de ce médicament peuvent n'être pas inoffensives. On lui a substitué son succédané l'*arsacétine*, à la dose de 12 centigrammes ; les mêmes objections lui sont applicables ; elle est également bien tolérée localement et active, mais on l'a vue récemment, à Hambourg, provoquer dans trois cas une amaurose soudaine ; les doses étaient de 1 gr. 20 par semaine, en deux fois ; le danger doit être beaucoup moindre avec les injections quotidiennes de 12 centigrammes ; on sait que ce médicament s'élimine rapidement à mesure qu'on l'administre ; néanmoins, nous considérons comme préférable de s'abstenir de ces agents dangereux, d'autant plus qu'ils peuvent être avantageusement remplacés par l'*hectine*.

Ce produit, dont on doit la découverte récente à M. Mouneyrat qui l'a expérimenté avec M. Balzer au point de vue thérapeutique, ne présente pas ces dangers et il est au moins aussi efficace : c'est le sel de soude de l'acide benzo-sulfone-para-aminophénylarsinique ; il s'élimine très rapidement par l'urine ; au bout de deux jours et demi à trois jours, il ne reste dans l'organisme qu'un quart de la dose injectée et l'excrétion persiste les jours suivants : il n'a donc pas de danger d'accumulation. La toxicité de ce produit est faible ; il ne renferme que 21 pour 100 d'arsenic, alors que l'acide cacodylique en contient 57 pour 100.

Nous l'employons, comme MM. Balzer et Mouneyrat, à la dose quotidienne de 20 centigrammes, mais, localement, avec l'énorme surcroît d'activité qui s'ensuit. Elle est plus douloureuse que l'arsacétine et que l'atoxyl ; on atténue cet inconvénient en y ajoutant 1 pour 100 de novocaïne (Mouneyrat) et en étendant la solution de quatre parties d'eau bouillie ; chez les sujets pusillanimes, on peut restreindre la dose quotidienne à 10 centigrammes ; les résultats obtenus comme traitement général par MM. Balzer, Mouneyrat et Milian avec cette dose minime paraissent décisifs à cet égard ; il faut cependant introduire la plus grande quantité possible du médicament.

Concurremment, il y a lieu de traiter directement l'ulcération chancreuse, soit, si elle est de dimensions restreintes, par l'hectine en pommade à 10 pour 100, soit, si l'étendue de la lésion peut faire craindre des dangers par résorption, par une pommade à 10 pour 100 de calomel.

Sous l'influence de cette médication complexe, le chancre se cicatrise avec une étonnante rapidité, les ganglions restent indemnes ou, s'ils se sont déjà tuméfiés, reprennent bientôt leurs caractères normaux, la roséole fait défaut. Néanmoins, cette médication locale, si active et efficace qu'elle soit, ne peut suffire à faire avorter la maladie ; il résulte, en effet, de nos premières recherches dans cette direction que, malgré elle, il peut se développer des papules et autres accidents secondaires ; ils sont très atténués, parfois réduits à une plaque buccale, leur apparition est retardée, mais il n'y a pas d'immunité acquise ; cette méthode isolée ne peut donc être qualifiée d'abortive ; aussi, avons-nous pris pour règle d'instituer simultanément, dès le premier jour, une médication générale également intensive ; nous avons recours aux injections intra-fessières de benzoate de mercure, suivant la formule du professeur Gaucher ; en y ajoutant un dixième de saccharose, on en atténue beaucoup l'action douloureuse ; cette médication nous paraît préférable au traitement par l'huile grise ou par les frictions ; il résulte, en effet, des observations de Jullien que les effets de l'huile grise ne sont appréciables qu'au bout d'une semaine, et nous allons voir que, sur les six malades chez lesquels nous avons pu jusqu'ici suivre l'action du traitement pendant un laps de temps suffisant, le seul qui ait eu des accidents secondaires est celui qui a été traité au début par des injections d'huile grise. Nous continuons celles de benzoate pendant quinze ou vingt jours, suivant le degré de tolérance des sujets et nous les faisons suivre d'une cure par frictions ou par ingestion buccale, de préférence sous la forme de pilules au sublimé de Dupuytren modifiés par M. Gaucher.

Enfin, pour ne négliger aucun moyen, nous prescrivons en même temps un *traitement par l'iodure de potassium* à la dose quotidienne d'1 ou 2 grammes ; c'est dire que nous considérons comme erronée l'opinion qui refuse à ce médicament toute action sur le tréponème ; nous avons pour preuves de cette action la disparition, sous son influence, des céphalées ainsi que des manifestations tertiaires et ce fait, reconnu par M. Emery, qui le considère comme sans importance (!), qu'elle amène la *rétrocession de l'induration chancreuse.*

Ces modes de traitements associés doivent être continués sans désemparer jusqu'à la fin de la période d'incubation secondaire ; mais, alors même, il ne faut pas rester inactif. On a vu, en effet, malgré un traitement initial intensif, survenir des accidents après une période de latence qui a duré jusqu'à neuf mois ; nous considérons, comme indiqué de maintenir, pendant tout ce laps de temps, le malade sous l'influence d'une médication spécifique dans l'hypothèse que, comme on l'a parfois observé, des tréponèmes ont pu rester inclus dans la cicatrice ; nous conseillons de revenir, tous les cinq ou six jours, à une injection locale de o gr. 20 ou o gr. 10 d'hectine et, tous les mois, à une cure interne, soit par les injections de benzoate, soit par les frictions, jusqu'à la disparition de la réaction de Wassermann.

La recherche de cette réaction peut, en effet, servir de règle de conduite et abréger la durée de ce traitement consécutif si elle donne des résultats négatifs.

Nous avons continué à suivre les trois malades signalés dans notre communication au Congrès de Lille et nous en observons trois autres, Octave B..., en traitement depuis le 11 juillet, Goth..., qui a eu son chancre le 18 septembre, et Gr. atteint depuis le 3 novembre, et les résultats n'ont pas varié. Notre premier malade, L. G., est arrivé à la fin de son seizième mois sans avoir présenté aucun accident. On perçoit toujours près du frein préputial un petit bourrelet entourant en partie une surface ovalaire légèrement déprimée qui représente l'accident primitif. La réaction de Wassermann a donné chez lui des résultats partiels il y a quatre mois, négatifs ces jours derniers, sans qu'il y ait eu de traitement pendant ce laps de temps. Ce fait, et un autre, montrent que cette réaction peut, en l'absence de toute activité tréponémique, persister pendant plus d'une année, bien qu'amoindrie, après la disparition du chancre, et que, par conséquent, sa présence n'autorise pas à nier la guérison, non plus qu'elle ne nécessite la continuation d'un traitement actif.

Chez le nommé S..., la plaque muqueuse constatée le soixante-neuvième jour après l'apparition du chancre est restée unique et a rétrocédé au bout d'une semaine, mais il est survenu, le 9 octobre, dans le cuir chevelu, une petite plaque circinée ; la réaction de Wassermann avait donné le 8 juillet des résultats positifs ; la maladie n'est donc pas enrayée : on peut dire cependant qu'elle est jusqu'ici très atténuée, puisqu'il n'y a eu d'autres manifestations secondaires que deux éléments éruptifs bénins. C'est ce malade qui a été traité au début par les injections d'huile grise et par l'atoxyl, sans hectine.

Le nommé Lucien est au neuvième mois de sa maladie ; il n'a pas eu d'accidents secondaires : la réaction de Wassermann a donné chez lui, le 15 octobre, des résultats négatifs.

Octave B... a eu son chancre le 28 juin ; il ne présente deux cent cinquante jours après, aucune trace d'accidents ; la recherche de la réaction de Wassermann a donné chez lui des résultats négatifs.

Goth... fait remonter au 18 septembre le chancre pour lequel nous n'avons commencé à le traiter que le 7 octobre; il est actuellement, au bout de 164 jours, exempt de tout accident: ses ganglions inguinaux, d'abord volumineux, ont rétrocédé; il n'y a plus trace d'induration chancreuse; la réaction de Wassermann n'a plus lieu chez lui qu'incomplètement.

Gr... a eu son chancre le 9 novembre; aujourd'hui, cent dix-sept jours après, il n'a eu aucun accident secondaire; la réaction de Wassermann fait actuellement défaut chez lui.

Ces derniers faits, rapprochés des précédents, ont une valeur démonstrative en ce qui concerne la puissante action du traitement sur l'évolution initiale de la maladie.

Nous avons également fait une série d'injections quotidiennes locales à la maîtresse de Gr..., qui avait eu avec lui des rapports plus que quotidiens pendant plus d'une semaine après l'apparition du chancre et se trouvait ainsi presque certainement contaminée; l'hectine a été poussée chaque fois, par le pli génito-crural, jusque sous la muqueuse d'une des petites lèvres: aujourd'hui, 117 jours après, cette personne reste indemne de chancre induré. On doit donc considérer ces injections comme un puissant moyen prophylactique: il est supérieur à celui de Metchnikoff en ce sens qu'il peut être mis en œuvre plus tardivement[1].

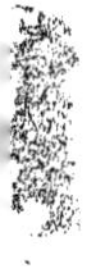

Nous résumerons ainsi qu'il suit les conclusions de ce travail :

1º Contrairement à la doctrine régnante de la généralisation immédiate, la syphilis, dans sa période primitive, est presque entièrement localisée dans le chancre, dans les tissus qui l'avoisinent, dans les lymphatiques qui en émanent et dans les ganglions auxquels aboutissent ces vaisseaux ;

2º Le tréponème possède alors, dans ces parties, une suractivité considérable dont témoignent les caractères cliniques du chancre, l'intensité que présentent souvent les syphilomes qui en émanent directement, la grande acuité et la confluence des éruptions auxquelles peut donner lieu, à sa périphérie, l'ouverture accidentelle d'un des ganglions satellites ;

3º Un traitement local intensif, pratiqué dans cette région pendant toute la durée de l'incubation secondaire, peut contribuer puissamment à étouffer, pour ainsi dire, dans l'œuf la maladie ; il consiste en l'appli-

---

[1] H. HALLOPEAU, Sur la Prophylaxie de la syphylis par un nouveau traitement abortif local (*Société de médecine de Paris*, 29 janvier 1910).

cation d'une pommade forte à l'atoxyl ou au calomel et des injections
quotidiennes d'hectine ; si l'on tient compte du degré de concentration de
ce médicament, on peut dire qu'il agit en proportions beaucoup plus considérables sur les tréponèmes localisés dans le fourreau si on l'introduit
directement dans la région chancreuse que si on l'y fait parvenir par
des injections intra-fessières et l'intermédiaire de la circulation générale ; l'hectine, à la dose de 20 centigrammes, est plus active que l'atoxyl
à 10 centigrammes et l'arsacétine à 12 centigrammes ; ses effets toxiques
sont nuls ;

4° Accessoirement, des tréponèmes peuvent passer directement du
chancre dans la circulation générale par les capillaires : un traitement
intensif par des injections quotidiennes de 2 centigrammes de benzoate
d'Hg. additionné de saccharose peut en enrayer le développement ;

5° Les injections d'huile grise, à hautes doses, employées avec succès
par Duhot, ont les graves inconvénients d'être dangereuses quoad vitam
et de ne pas agir immédiatement ;

6° Il y a lieu de donner concurremment l'iodure de potassium qui
exerce aussi, contrairement à des idées reçues, une action destructive sur
le tréponème ;

7° Le traitement local et général doit être, sauf quand la recherche
de la réaction de Wassermann est négative, continué avec intermittences
pendant dix mois, limite à laquelle jusqu'à présent divers auteurs ont
vu apparaître les premiers accidents à la suite d'un traitement intensif ;

8° La recherche de la réaction de Wassermann, pratiquée à plu-
sieurs reprises, permet de considérer, quand ses résultats sont négatifs,
l'infection générale comme faisant défaut ou éteinte ; sa présence par-
tielle ne prouve pas qu'il persiste dans l'organisme des tréponèmes en
activité, car on peut la constater pendant une année après le chancre
non suivi de manifestations secondaires et la voir ensuite disparaître
spontanément ;

9° Sur six malades soumis à ce traitement mixte, un seul a eu
tardivement une plaque muqueuse et un petit cercle papuleux ; or,
seul, il a été soigné par l'huile grise et l'atoxyl, médicaments infé-
rieurs au benzoate et à l'hectine ; les autres malades, arrivés, le premier
au quatre cent trente-deuxième, le second au deux cent soixante et
unième, le troisième au deux cent trente-neuvième, le quatrième au
cent soixante-quatrième, le cinquième au cent dix-neuvième jour après
l'apparition du chancre, sont jusqu'ici indemnes et ne présentent pas la
réaction de Wassermann ou ne l'ont qu'atténuée, ce qui n'implique pas la
survivance de tréponèmes. Nous pouvons conclure de ces faits que, selon

toute vraisemblance, notre traitement mixte exerce une action abortive sur la syphilis;

10° *Pratiquées localement, pendant trois semaines, à la suite d'un rapport infectant, les injections d'hectine B ont pu, selon toute vraisemblance, détruire les tréponèmes inoculés et empêcher la contamination; nous les considérons comme constituant un puissant moyen prophylactique.*